LE SALUT

DES

NOUVEAU-NÉS

CONSEIL AUX FAMILLES

PAR LE D^r LEŸ

Membre de la Société protectrice de l'Enfance

et de la Société internationale d'Économie sociale

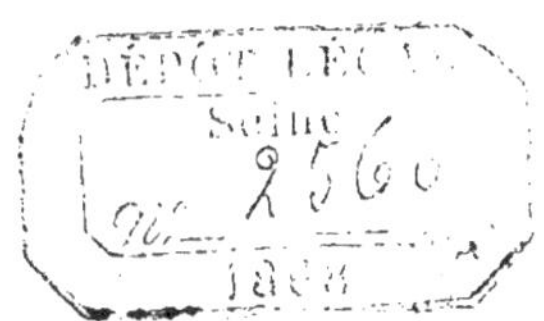

PARIS

E. DENTU, LIBRAIRE-ÉDITEUR

PALAIS ROYAL, 17 ET 19, GALERIE D'ORLÉANS

—

1868

TIMBRE IMPERIAL

5 cent

SEINE

PRÉFACE

L'émotion causée d'ordinaire dans une famille, par la naissance d'un enfant, fait faire aux parents des fautes qu'ils n'eussent pas commises avec la réflexion. La sortie de l'enfant à une époque trop voisine de la naissance, est celle qui se commet journellement et le plus souvent par ignorance, tous les parents se croyant obligés à envoyer leur enfant à la mairie pour dresser l'acte de naissance.

Dès le début de ma pratique médicale, je m'étonnais de cette coutume antihygiénique consacrée par le temps, et souvent j'en témoignais ma surprise à des confrères. « Les uns disaient: c'est l'usage ! les autres : c'est la loi ! » Tous convenaient qu'il y avait une anomalie regrettable signalée depuis longtemps : des jurisconsultes, des fonctionnaires que j'entretenais de cette question, me disaient que l'administration se faisait une règle de l'indulgence, que du reste il n'y avait aucune loi qui obligeât les familles et que la liberté était et devait être laissée à tous. Quelques-uns, au contraire, soutenaient que le transport était obligatoire et que la loi donnait à l'administration le droit de l'exiger. Les autres enfin, en déplorant cet usage cruel, me disaient qu'au médecin appartenait d'instruire les familles et de réformer l'abus. Les vieux praticiens, en désillusionnés, me dirent que c'était aux familles de réagir et de se protéger elles-mêmes. De toutes ces opinions plus ou moins contradictoires, le vœu général ressortait clairement, c'était le désir de voir disparaître un abus, désir qui, en forme de conclusion, se traduisait par : L'administration devrait empêcher cela.

C'est un tort de demander toujours à l'administration un appui qui engage sa responsabilité, alors que nous pouvons arriver au même résultat sous la nôtre propre. Mais pour cela faut-il connaître ses droits; le but de cet opuscule est donc d'éclairer le public sur les droits et obligations de chacun lors d'une déclaration de naissance. La loi est-elle trop sévère, il faut la respecter, quitte à en demander la révision; mais si, au contraire, cette loi nous protége suffisamment, marchons sous son égide et montrons notre respect pour elle en la faisant exécuter par ceux-là mêmes qui, chargés de l'interpréter, peuvent s'être trompés.

L'insouciance du public et la routine ne sont-elles pas causes de plus d'un abus, c'est le cas ici. C'est contre elles seules que je m'élève, car c'est contre elles seules qu'il y a lieu de réagir. Si donc, par l'exposé que je vais faire des droits de chacun, je pouvais espérer de faire échapper chaque jour un enfant aux sorties prématurées, je m'estimerais très-heureux.

I

On a pu lire dans les journaux du 10 au 15 février dernier une lettre de M. le Ministre de l'intérieur témoignant
de son vif désir de donner satisfaction à l'Académie de médecine, au sujet de la constatation des naissances à domicile. Rappelons d'abord les faits qui l'ont motivée.

A la séance du 7 janvier dernier, l'honorable M. Robinet
félicitait publiquement l'Administration municipale de la
bienveillance qu'elle lui avait témoignée en le dispensant
de faire porter à la mairie, lors de la rédaction de l'acte de
naissance, un enfant né dans sa famille. Ces éloges ten-
daient à faire croire que cette tolérance était habituelle et
que tout était pour le mieux en matière de constatation de
naissance, lorsque des réclamations fort peu optimistes de
MM. Blot et Depaul, deux accoucheurs fort au courant des
us administratifs, jetèrent une note discordante dans ce
concert élogieux. — Cette tolérance habituelle dont avait
profité M. Robinet, n'était plus qu'une exception trop rare,
un allégement arbitraire apporté à une coutume absurde
et inhumaine! C'est alors que M. le baron Larrey, qu'on
trouve toujours des premiers quand il s'agit de progrès,
proposa, vu l'urgence, qu'une démarche fût faite auprès du
Ministre compétent. Le thermomètre marquait 10° au-
dessous de zéro, le moment ne pouvait être mieux choisi.

Dans la même semaine, le bureau de l'Académie impériale de médecine, qui s'était adjoint MM. Blot et Depaul, fut reçu en audience particulière par M. le ministre de l'intérieur.

Frappé de la façon rigoureuse dont la loi est exécutée; comprenant les conséquences fâcheuses d'un tel état de choses, S. Exc. M. Pinard manifesta le désir de voir abandonner une coutume qui pèse si cruellement sur les classes inférieures et qu'aggravaient encore les rigueurs de la saison. Il se montra très-favorable à une réforme administrative qui concilierait les vrais intérêts des enfants avec les exigences de la loi, et promit de provoquer une enquête pour trouver au mal un remède pratique. Car le Code lui parut être un obstacle sérieux; la révision d'un seul de ses articles étant une chose à laquelle il ne faudrait pas songer,

Et pourtant, disons tout de suite que si, ce qui n'est pas le cas, l'intérêt public réclamait une semblable correction, il faudrait y procéder sans délai.

Mais qu'il y a loin de l'élan généreux de M. Larrey et de l'empressement de l'Académie aux sages lenteurs de l'Administration. Selon l'Académie, il y avait urgence, et un mois après seulement, M. le ministre répondait par une lettre qui finit ainsi :

« Je m'empresse de vous annoncer que j'ai chargé M. le préfet de la Seine de me soumettre les propositions que l'étude de cette importante question lui aura suggérées, en ce qui concerne la ville de Paris.

» J'appelle spécialement son attention sur une disposition qui, sans donner lieu aux objections que soulèvent des mesures plus générales, suffirait peut être à prévenir, dans la plupart des cas, les inconvénients dont se préoccupe l'Académie. Je veux parler de la délégation qui pourrait être donnée, dans les grandes villes, à un médecin, désigné par le maire, pour la constatation de la naissance, toutes les fois qu'un certificat du médecin de la famille présenterait le transport à la mairie comme nuisible à l'enfant. Cette mesure est admise par la législation. » (Loi du 12 septembre 1792.)

Or, je le déclare hautement, je crois M. le ministre très-partisan de la réforme demandée par l'Académie, je crois l'administration municipale très-bienveillante et parfaitement disposée à se prêter aux désirs des familles, je dirai même que je ne connais pas un maire ou adjoint de la ville de Paris, qui non-seulement n'accueille favorablement cette modification, mais qui ne la désire ardemment, et malgré cela, je n'ai pas confiance en l'issue de l'enquête.

Aucun arrêté ne sera pris, et l'hiver prochain nous nous trouverons encore dans la même position que cette année, réduits à la tolérance et à l'arbitraire, à moins qu'une nouvelle circonstance ne ramène sur le tapis une question déjà soulevée depuis plus de vingt-deux ans!

Oh! que l'on ne crie pas à l'exagération ! Ce que j'avance là n'est, hélas, que trop vrai ; il y a plus de vingt-deux ans que l'autorité supérieure est saisie d'une demande semblable. Et voilà qu'aujourd'hui M. Pinard nous parle de propositions préfectorales et d'études sur la matière, mais tout cela est fait depuis 1845.

Quelques dates, en précisant les faits, feront l'histoire de la question : Dès 1787, Toaldo de Padoue signala la fâcheuse influence que la sortie prématurée des noûveau-nés exerce sur leur mortalité.

En 1829, MM. Villermé et Milne-Edwards, faisant à l'homme l'application des travaux de Flourens, constatèrent l'influence pernicieuse des changements de température (abaissement ou élévation) sur la vie des nouveau-nés.

En juillet 1845, J. N. Loir, reprenant les travaux de ses prédécesseurs, examina la question au triple point de vue de la physiologie, de la pathologie et de la légalité, dans un mémoire fort remarquable qu'il lut à l'Académie des sciences morales et politiques. Ce mémoire (1), demandant la réforme du mode actuel de présentation de l'enfant, fut adressé au ministre de l'intérieur actuel et renvoyé par lui aux conseils généraux des départements.

Nous pouvons dire que l'œuvre de Loir ne fut pas entièrement stérile. Car à fort peu d'exceptions près, tous les conseils généraux se montrèrent favorables à la réforme proposée.

Mais occupons-nous de Paris. Le Conseil général de la Seine, dans sa séance du 17 novembre 1845 : « Émet le » vœu que l'administration fasse étudier la question de sa- » voir s'il ne serait pas possible de modifier les conditions » de présentation des enfants à l'état civil, pour la consta- » tation de leur naissance. »

En 1846, même vœu.

En 1847, le rapporteur du Conseil était le docteur Sé- .galas. Dans un travail fort remarquable, notre savant con- frère est très-explicite ; s'appuyant sur de hautes considé- rations de physiologie et de pathologie, « il conclut au » maintien du vœu exprimé précédemment, et réclame de » l'autorité supérieure le complément des études entrepri- » ses à ce sujet. »

Il en fut de même chaque année, jusqu'en 1852, époque à laquelle le Conseil général de la Seine s'exprime ainsi :

« La question de la constatation des naissances à domicile » présentant aujourd'hui le même intérêt que par le passé, et » M. le ministre n'ayant pris aucune résolution à ce sujet, » votre comité vous propose de renouveler, à cet égard, le » vœu que vous avez émis dans plusieurs de vos sessions. »

---

(1) Ce fut comme l'Introduction de son ouvrage ayant pour titre : *De l'état civil des nouveau-nés*, et publié en 1854. C'est à ce livre, recueil de travaux si consciencieux et de recherches si persévé- rantes, écrit par Loir, avec un esprit si juste, que nous emprun- terons nos meilleurs arguments.

Pendant que les conseils généraux donnaient leur adhésion complète aux réformes proposées par Loir, l'Académie de médecine adressait à M. le ministre de l'intérieur un rapport dans lequel on trouve les conclusions suivantes :

« L'Académie émet le vœu que, pour obéir à l'article 55 du » Code civil, des mesures soient prises par les administrations » compétentes, afin que la présentation à la mairie ne soit pas » exigible, ou du moins reste facultative. » (Séance du 11 juin 1850.)

Comme on le voit, les études avaient eu le temps d'être faites ; l'autorité supérieure était suffisamment édifiée par les avis plusieurs fois répétés des conseils généraux et par le rapport de l'Académie de médecine. Elle l'était aussi par les renseignements venus des villes où la réforme avait été adoptée, car en octobre 1849, les maires de Versailles et de Douai adressaient leurs rapports à M. le ministre de l'intérieur, en 1850 M. Rigal, membre de l'Assemblée nationale, publiait les renseignements qu'il avait recueillis, en même temps que M. Baroche en recevait de Bruxelles, où la réforme était appliquée ; tous ces renseignements furent aussi favorables que possible à l'adoption de cette mesure administrative.

Je ne voudrais m'occuper ici que du département de la Seine, mais je ne puis omettre qu'en d'autres endroits, les idées si justes et si bien développées par Loir avaient rapidement porté leurs fruits. C'est ainsi que nous voyons, dès 1847, des villes comme Lille, Douai, Lyon, Versailles, établir la constatation des naissances à domicile. En cette dernière ville même, il s'est passé un fait assez curieux. Le conseil général de Seine-et-Oise, dans sa session de 1845, « par crainte d'abus plus graves, » déclare : « — qu'il n'y a lieu de rien changer aux dispositions de la loi sur le mode de constater les naissances. » Et pourtant, presque aussitôt après, grâce à l'initiative du maire, M. Rémilly, soutenu par le conseil municipal, l'avis suivant fut publié et la mesure adoptée à Versailles, où elle est toujours en pratique.

Les arrêtés divers de plusieurs villes deprovince et leur mode d'exécution méritant de fixer notre attention, nous allons les passer rapidement en revue.

MAIRIE DE VERSAILLES [1]

AVIS

Jusqu'à ce jour les enfants nouveau-nés ont dû être apportés à l'Hôtel-de-Ville lors de la déclaration de leur naissance.

Cette obligation imposée aux familles peut présenter de graves inconvénients; la santé des enfants a dû parfois en souffrir, et c'est surtout pendant les temps froids et pluvieux que le déplacement semble pouvoir occasionner de ces affections qui mettent en péril l'existence de jeunes êtres pour lesquels la chaleur est une nécessité.

Désirant améliorer cet état de choses;

Le maire de Versailles a l'honneur de prévenir ses concitoyens qu'à compter de ce jour, toutes les familles, sans exception, pourront se dispenser de présenter ou de faire présenter à la Mairie leurs enfants nouveau-nés, à la charge par elles de donner immédiatement, ou au plus tard dans les vingt-quatre heures, avis de la naissance de l'enfant à la Mairie, au bureau de l'état civil, ouvert de dix heures du matin à quatre heures du soir.

Un docteur-médecin, délégué à cet effet par le maire, se

---

(1) Je donne ces arrêtés par ordre chronologique; je crois que ceux de Douai et de Lille sont du même temps (1846 ou 1847), mais je n'ai pu me les procurer.

transportera, sans frais, au domicile indiqué, pour reconnaître la naissance et vérifier le sexe de l'enfant.

La déclaration de naissance devra être faite ensuite sur le registre de l'état civil, selon l'usage et conformément à la loi, sur la remise du certificat de constatation que le médecin aura laissé à la famille.

Les présentations d'enfants à la Mairie continueront néanmoins d'être admises, et pourront même, s'il y a lieu, être exigées dans certains cas.

A l'Hôtel-de-Ville, le 6 novembre 1846.

Le **maire** de Versailles,

Membre de la Chambre des députés.

Signé : Rémilly.

Le même avis a été publié à Boulogne-sur-Seine, le 25 septembre 1867, dans ces deux villes les constatations ont été confiées à des médecins dits de l'état civil, et toute latitude laissée aux familles sur le choix du déclarant.

———

VILLE DE LYON

Nous, maire de la ville de Lyon, vu l'article 55 du Code civil,

Considérant que la présentation des enfants au bureau de l'état civil, pour constater leur naissance et leur sexe, est de nature, surtout dans les saisons froides et pluvieuses, à compromettre la santé des nouveau-nés ;

Considérant que le vœu de la loi peut être pleinement rempli en faisant *constater à domicile,* par MM. les commissaires de police, la naissance et le sexe des enfants, au moyen d'un certificat qui tiendra lieu de la présentation ;

Avons arrêté :

Art. 1er. A partir du 1er janvier 1847, les habitants de la ville de Lyon seront dispensés de présenter leurs enfants à la

Mairie, au bureau de l'état civil, pour en faire constater la naissance et le sexe.

_ Art. 2. Un certificat, délivré par M. le commissaire de police de l'arrondissement où l'enfant sera né, tiendra lieu de la présentation.

Art. 3. A cet effet, MM. les commissaires de police, chacun d'eux agissant dans l'étendue de son arrondissement, *sur la déclaration qui leur sera faite par la famille,* se rendront à domicile, constateront la naissance et le sexe de l'enfant, et délivreront le certificat mentionné dans l'article 2 ci-dessus. Ce certificat sera rapporté au bureau de l'état civil, au moment où la déclaration de la naissance de l'enfant sera faite, conformément aux lois.

Lyon, le 17 décembre 1846.

Signé : TERME (1).

VILLE DE SAINT-OMER

Nous, maire de la ville de Saint-Omer, etc., etc,

Vu les articles 55, 56, 57, 58 du Code Napoléon; la délibération du Conseil municipal, en date du 27 août 1866, votant au budget de 1867 un crédit destiné à assurer la constatation à domicile des naissances et des décès;

Considérant, d'une part, qu'il résulte des prescriptions de l'article 55 du Code Napoléon, que les enfants nouveau-nés doivent être présentés à l'officier de l'état civil, mais que l'humanité commande de les préserver des intempéries des saisons et des dangers qu'un déplacement pourrait parfois occasionner;

Que des motifs d'ordre public commandent impérieusement l'observation de ces mesures, qui ont pour but d'assurer l'établissement régulier de l'état civil des citoyens;

---

(1) M. Terme, maire de Lyon, était médecin, et pourtant il ne considéra pas la constatation médicale comme indispensable.

Mais que l'officier de l'état civil a rarement le loisir de procéder lui-même à ces constatations, et ne possède pas toujours les connaissances nécessaires à cet effet, tandis que les médecins sont naturellement indiqués, par leur dévouement et par la spécialité de leurs études, pour remplir cette mission, et que l'officier de l'état civil, afin de procéder avec sécurité, devrait même le plus souvent requérir leur assistance et leur concours ;

Qu'il y a lieu, dès lors, de déléguer à des médecins le soin de constater à domicile les naissances et les décès, au lieu et place de l'officier de l'état civil;

ARRÊTONS :

Art. 1ᵉʳ. Il est institué à Saint-Omer un service médical chargé de constater à domicile les naissances et les décès, sur tout le territoire de la commune.

Art. 2. Ce service est confié à un médecin, qui prend le titre de médecin de l'état civil, et à un médecin-adjoint, qui le supplée en cas d'empêchement.

Art. 3. Chaque fois que les familles croient devoir, dans l'intérêt de la santé des nouveau-nés, se dispenser de les présenter à la mairie au moment de la déclaration de leur naissance; cette naissance est constatée à domicile.

A cet effet, le médecin de l'état civil se présente chaque jour, à deux heures après midi, au bureau de l'état civil pour y recevoir le relevé des déclarations de naissances, il vérifie leur régularité à domicile, dans la journée même, et remet au chef de ce bureau, lors de la visite du lendemain, un bulletin indicatif du sexe des enfants nouveau-nés, des noms, prénoms et demeures des parents, ainsi que de l'heure de la naissance.

Art. 4. Les déclarations des naissances à la mairie, et la rédaction des actes qui les constatent peuvent toujours avoir lieu avant la vérification du médecin de l'état civil.

(Les articles 5 et suivants, ne s'occupant que des décès, n'ont aucune raison d'être rapportés ici.)

Art. 12. Le médecin de l'état civil et le chef de ce bureau

sont chargés, chacun en ce qui le concerne, d'assurer l'exécution du présent arrêté.

Fait à l'Hôtel-de-Ville, le 15 décembre 1866.

Le maire de Saint-Omer,

F. DE MONNECOVE.

Les considérants de cet arrêté n'ont nul besoin de commentaire; mais l'art. 4 pourrait surprendre. On peut espérer pourtant avec M. le maire de Saint-Omer que le bon sens du public lui donnera raison de sa libéralité.

VILLE DE SAINT-CLOUD

Nous, maire de Saint-Cloud, etc., etc.

Vu les articles 55 et 57 du Code Napoléon ;

Considérant que l'article 55 précité édicte que les enfants nouveau-nés nous seront présentés ;

Considérant la mortalité énorme des nouveau-nés, causée notamment par les refroidissements ;

Considérant qu'il y a péril à transporter les nouveau-nés à la mairie, surtout dans la saison rigoureuse, et à une grande distance du domicile de l'accouchée ;

Considérant que l'article 77 du Code Napoléon oblige le maire à se transporter auprès de toute personne décédée, et que les décès sont régulièrement constatés par un docteur médecin délégué *ad hoc ;*

Qu'il ne peut pas être défendu de faire pour les vivants, ce que la loi autorise pour les présumés morts;

Considérant qu'il importe de régulariser et de compléter ce qui se pratique dans la commune depuis 1860;

AVONS ARRÊTÉ ET ARRÊTONS CE QUI SUIT :

Art. 1er. Les parents, sages-femmes ou docteurs, sont dis-

pensés d'apporter à la mairie, ou au maire, les enfants nouveau-nés,

Art. 2. L'une des personnes qui auront assisté à l'accouchement en donnera avis à la Mairie.

Le jour même, le maire, l'un de ses adjoints faisant fonctions d'officier de l'état civil, l'un des médecins des naissances,
se transportera auprès de l'enfant et se le fera présenter. Un
bulletin, daté et signé par le visiteur, constatera le sexe, les
noms donnés à l'enfant, le lieu et l'heure de sa naissance; si
le cas échet, les noms et prénoms des père et mère. Ce bulletin sera apporté à la mairie, par les témoins, qui déclare-
ront la naissance.

Fait à Saint-Cloud, le 13 mai 1867,

Le maire,

A. Germain.

L'arrêté pris par M. le maire de Saint-Cloud me paraît
le plus lucide, le plus explicite et le plus pratique : à mon
avis, il juge toute la question par ce considérant sur
l'art. 77 : *qu'il ne peut pas être défendu de faire pour les
vivants ce que la loi autorise pour les présumés morts.* On
s'étonnerait peut-être de voir cet arrêté le dernier en date;
aussi est-il bon de dire que, dès sa nomination de maire de
Saint-Cloud, M. Germain a autorisé la constatation de la
naissance à domicile, que peu à peu il a déraciné l'ancienne
et funeste coutume et à peu près vaincu la routine tout en
laissant aux familles leur libre arbitre. De plus, afin de
mettre les actes de naissance en harmonie avec le nouveau
mode d'exécution de la loi, M. Germain en a modifié ainsi
la rédaction, au lieu de : « lequel nous a présenté un enfant
du sexe..... » on lit : lequel nous a présenté un certificat
de M....., constatant qu'un enfant du sexe..... est né le.....
Les choses se sont passées ainsi, de 1860 à 1867, sans avis
officiel. Mais lors de sa retraite volontaire, M. Germain,
jaloux d'attacher son nom à une réforme si utile, a pris
l'arrêté ci-dessus.

On voit, par ce qui précède, combien la capitale est en retard sur d'autres villes de troisième ou de quatrième ordre.

Après avoir examiné les divers arrêtés, pris par les maires de province, il n'est pas sans intérêt de voir comment la loi était exécutée afin de savoir ce qui se passe là où il n'y a eu aucune modification. On croit que deux ou trois départements de la France observent encore scrupuleusement la coutume de transporter l'enfant à la mairie.

Dans soixante-dix-neuf départements, les habitants des campagnes s'y soustraient complétement ; dans quarante-cinq, les habitants des villes se dispensent aussi du transport à la mairie ; et dans quatorze autres ils n'y sont tenus que s'ils y sont domiciliés depuis peu ; enfin quelques chefs-lieux de premier ordre se sont affranchis de cette pénible obligation. Dans certaines localités même, aucune mesure n'a pu contraindre les habitants qui refusaient ce transport. On peut donc dire d'une façon générale que cette coutume vicieuse, inconnue dans les campagnes, exceptionnelle dans les petites villes, a pris ses lettres patentes dans les grands centres là où la civilisation devrait porter des fruits utiles en s'aidant du bon sens.

La liberté des campagnes avait même engendré des habitudes bizarres. A Saint-Quentin, petite ville de Seine-Inférieure, à ce que rapporte M. Rigal, le père arrivait avec un chapeau sur la tête pour déclarer la naissance d'un garçon, et avec un bonnet de coton pour celle d'une fille, et cela suffisait.

Sans demander le retour à des mœurs si naïves je crois qu'on a raison de désirer pour Paris une immunité dont jouissent légalement ou par tolérance, l'immense majorité des villes de France, et que la banlieue elle-même s'applique déjà.

C'est donc, avec raison, que la question a été remise à l'ordre du jour, en 1867, par la Société protectrice de

l'Enfance, qui, depuis un an sur la brèche, adresse pétition sur pétition : la première, 24 mars 1867, fut adressée
au Sénat; elle y arriva presque simultanément avec celle
de M⁰ E. Paillet, avocat à la Cour impériale, et fut l'objet
d'un rapport lu par M. le baron Brenier, en la séance du
4 juin suivant. Ce rapport, bien que favorable et conçu
dans un véritable esprit de progrès, ne devait avoir qu'un
succès éphémère, il est bientôt tombé dans l'oubli où sont
allé le rejoindre peut-être, la pétition au préfet de la Seine
(9 décembre 1867), et celles aux maires d'arrondissement
(janvier 1868). Les éloges intempestifs adressés par M. Robinet, à l'administration, ont réveillé tous ces souvenirs ;
l'Académie de médecine s'est émue et a fait la démarche
que vous savez. Mais, hélas ! qu'en résultera-t-il ? M. le
ministre a renvoyé la demande à l'examen du préfet de la
Seine, qui, sans doute, en référera au Conseil général, lequel émettra un vœu semblable à ceux émis de 1845 à 1852,
et à celui émis peut-être en 1867, après la pétition de
l'honorable président de la Société de l'Enfance; mais
d'arrêté, de décision, point. La réforme sera ajournée, les
vœux des pétitionnaires, des Académies et des conseils généraux, seront éludés, les efforts persévérants et dévoués
seront oubliés, les études et les travaux, si consciencieuse-
ment élaborés, dormiront en paix dans les cartons minis-
tériels, cette nécropole inviolable où l'on ne craint point
l'expropriation. Et pourtant, il ne tiendrait qu'à nous qu'il
en fût autrement; j'en ai la preuve dans les actes rapportés
ci-dessus et dans la décision du conseil général du Nord.
Consulté en effet, en 1845, sur l'opportunité de cette réforme, il y avait donné son approbation, mais sans résultat.
L'année suivante, quoiqu'il ne fût pas consulté, il décida
que, la question étant suffisamment étudiée, il y avait lieu
nonobstant de procéder à la réforme proposée. Ainsi fut
fait à Douai et à Lille, sans que personne ait songé à se
plaindre. Si nous n'avons pas de conseil général ou de

conseil municipal susceptible de prendre une pareille décision, c'est à nous tous qu'il appartient de le faire.
Agir ainsi c'est prendre l'intérêt de nos familles, l'intérêt de l'Etat et celui de l'Administration elle-même.
L'intérêt de nos familles en diminuant les chances de
maladie qui altèrent pendant longtemps la constitution
de nos enfants ; celui de l'Etat, en diminuant la mortalité
à une époque de la vie où elle est si grande et dans un
temps où l'on constate l'état stationnaire de la population ;
celui de l'administration enfin, en lui laissant le rôle passif
pour réformer une coutume nuisible, mais pour laquelle
combattent encore les préjugés et la routine.

Comme médecins nous pouvons beaucoup; comme
pères de famille, tous les citoyens peuvent autant que
nous, et cela sans réclamer d'attestations banales ou men-
songères, et sans sortir de la légalité. C'est ce que je vais
m'efforcer de démontrer.

II

Avant d'aborder la question de droit, qu'il me soit per-
mis d'exposer en quelques mots les raisons pour lesquelles
la coutume de Paris est si nuisible : les familles une fois
éclairées sur le danger seront seules responsables des conséquences funestes et des accidents qui pourraient résulter
du transport de leurs enfants.

De tous les animaux de la création, l'homme est celui
qui à son arrivée dans le monde est le plus faible et le plus
dépourvu des moyens de soutenir son existence : en raison
des changements organiques qui s'opèrent dans l'enfant
nouveau-né, la calorification est très-faible, de là le
besoin de l'entretenir artificiellement : la respiration est
incomplète et la circulation imparfaite. Il faut d'abord
que les organes s'habituent au nouvel élément dans le-

quel ils sont appelés à vivre ; n'est-ce pas à cette surprise des premières inspirations qu'on peut attribuer les
premiers cris de l'enfant ? Peu à peu, grâce aux soins
dont on l'entoure, il s'habitue à la température de la
chambre et respire avec plus de confiance, quoique d'une
manière irrégulière ; presqu'en même temps un grand
changement s'opère dans le système circulatoire, dans le
cœur surtout : c'est ce qu'on appelle *l'oblitération du trou
de Botal*, qu'accompagne *celle du canal artériel*. Quoique
ce changement s'opère graduellement du premier au
dixième ou quinzième jour, tant que ces transformations ne
sont pas complètes, le nouvel être ne jouit pas de toute
la puissance de ses organes. Le résultat final est une fai-
blesse notoire de la calorification, ou tendance au refroidis-
sement. Incapable de produire une quantité suffisante de
chaleur, le pauvre petit a besoin d'une sorte d'incubation
qui le garantisse contre la fragilité de son existence. Qu'on
juge alors des dangers auxquels l'expose une sortie prématurée ; qu'on juge aussi des désastres que peut causer
un abaissement de température comme celui que nous
avons traversé cette année.

Est-il besoin de faire défiler le triste cortége des mala-
dies qu'amènent ces refroidissements : l'angine, le coryza,
la bronchite, la pneumonie, la gastro-entérite, la péritonite,
l'ictère, l'endurcissement du tissu cellulaire, toutes affections qui peuvent devenir promptement mortelles (1) ; les
ophthalmies purulentes qui, si elles ne tuent pas le pauvre
être, le rendent infirme, et empoisonnent souvent par la
cécité sa vie et celle de sa famille. Ignore-t-on que la trop
grande chaleur, suivie du passage dans un endroit frais,
comme sont généralement en été les bureaux de mairie,
amènent les convulsions ou le tétanos.

---

(1) On peut en trouver un exemple récent, avec détails et attestations médicales, dans la lettre de M⁏ Paillet (*Droit* du 20 janvier 1867).

Dans certaines colonies françaises, la crainte du tétanos par suite d'insolation a fait porter à quinze jours le délai légal de la présentation. Telles sont les tristes conséquences de l'oubli des règles de l'hygiène et les accidents difficiles à éviter de tout temps, en notre climat froid et humide, et avec un délai légal aussi court.

Le fait est encore bien plus saisissant si l'on examine les tables de mortalité.

On constate en effet que les deux tiers des enfants qui n'atteignent pas la fin de la première année, succombent dans le premier mois, un quart dans les six semaines et un dixième le premier jour. Le jour de la naissance, ce jour de bonheur pour la famille est un jour de péril pour l'enfant! puis deux ou trois jours se passent tranquilles, pendant lesquels les chances de mortalité sont moindres, tandis que les cinquième, huitième et dixième jours sont de beaucoup les plus funestes. C'est qu'alors la frêle créature paie la dette cruelle contractée dans les premiers jours. Toaldo de Padoue dit, à propos des sorties prématurées : « Les enfants ne meurent pas de suite, mais ils » contractent des affections qui les font bientôt succom-» ber. »

Il n'est du reste pas besoin de connaissances médicales, et le bon sens est ici un excellent juge, le fait est bien établi et bien prouvé : le transport prématuré d'un nouveau-né à l'air extérieur lui est presque toujours nuisible, si ce n'est fatal. Et ce que personne ne contestera, c'est que le danger est plus grand pour le pauvre qui n'a pas les chauds vêtements, les voitures et les mille précautions dont dispose le riche. Et compte-t-on pour rien chez ce dernier les angoisses de la mère jusqu'au retour de son enfant! Ignore-t-on enfin que le pauvre, qui souvent n'a pas eu de médecin pour assister la mère lors de sa délivrance, pense encore moins à en réclamer un pour obtenir la dispense de porter son enfant à la mairie.

Mais alors, malgré sa sollicitude et ses bonnes intentions, M. le ministre de l'intérieur n'a rien atténué, en disant que :

« La délégation pourrait être donnée, dans les grandes
» villes, à un *médecin désigné par le maire,* pour la constatation
» de la naissance, *toutes les fois qu'un certificat du médecin de*
» *la famille présenterait le transport à la mairie comme nui-*
» *sible à l'enfant.* » (Mesure admise par la législation de 1792.)

M. le ministre nous enferme dans un cercle vicieux ; il se retranche derrière la difficulté même qu'il voulait vaincre. Comment faire profiter toutes les classes de la faveur qu'on veut leur accorder? Les familles n'ayant pas de médecin sont de beaucoup les plus nombreuses. Le certificat de la sage-femme ou de l'officier de santé ne sera sans doute pas admis. Dans la grande majorité des cas, le palliatif proposé n'est pas applicable, bien que selon la lettre ministérielle *le transport puisse être reconnu nuisible.* Or, dans l'espèce, il vaut mieux éclairer les classes inférieures du danger qu'il y a à sortir trop tôt un enfant même sain et bien portant que réclamer d'elles un certificat de maladie, ce dernier cas ne constituant que l'exception. Pourquoi ne pas admettre comme valable la déclaration faite par toute personne de la famille ou ayant assisté à l'accouchement.

C'est avec un profond étonnement que j'ai vu un jurisconsulte aussi éminent que M. Pinard s'appuyer sur la législation de 1792.

La loi du 20 septembre dit en effet :

« Qu'en cas de *péril imminent,* l'officier public sera tenu,
» *sur la réquisition qui lui sera faite, de se transporter* dans la
» maison où sera le nouveau-né. »

En cas de *péril imminent,* c'est sans doute ce qu'on

entend aujourd'hui par : « Lorsque le transport sera reconnu nuisible. » Mais la loi de 1792 admet la réquisition pure et simple là où la lettre de 1868 exige un certificat de médecin : la loi de 1792 *oblige* l'officier public à se *transporter* en personne, et la lettre de 1868 confie cette mission à un médecin délégué. Si l'on ne sentait le parti pris de protéger toujours l'administration au détriment des administrés, je ne mentionnerais cette différence que pour y applaudir, car il y a dans l'envoi d'un médecin une pensée utile et rationnelle.

Mais qu'on remarque bien maintenant que le paragraphe de la loi de 1792 sur lequel on s'appuie était une sorte d'atténuation du paragraphe précédent ainsi conçu :

Titre III, art. 6. — « L'enfant *sera porté* à la maison com-
» mune, ou autre lieu public servant aux séances de la com-
» mune ; il *sera présenté* à l'officier public. »

On le voit, la loi était claire et explicite. L'enfant devait être *porté* à la maison commune et *présenté* à l'officier public. Il y avait là deux actes distincts qui ne se retrouvent plus dans le Code civil, lequel dit, article 55 : « L'enfant sera *déclaré* dans les trois jours et *présenté*. » En résumé, qu'apporte donc avec elle la lettre du 9 février dernier qui a semblé si libérale ? Je le dis à regret : Rien ! Car depuis un grand nombre d'années la constatation par certificat émané du médecin de la famille est tolérée, sinon adoptée.

Personnellement, c'est toujours ainsi que j'ai agi, soit pour ma famille, soit pour mes clients. Depuis plus de huit ans, je n'ai jamais envoyé un seul enfant à la mairie, et cela quel que soit le temps, la saison ou la santé de l'enfant ; et j'ajouterai que c'est exceptionnellement qu'il m'a été opposé un refus, encore n'a-t-il jamais été du fait d'un maire ou d'un adjoint, mais d'employés subalternes.

Afin de ne pas tomber sous le coup de l'article 160 du Code pénal, voici comment je rédige mes attestations :

« Je soussigné, docteur en médecine, demeurant à ....., déclare et certifie que Mme X..., rue ....., n° ..., est accouchée le .... d'un enfant du sexe .....

» Quoique cet enfant, bien constitué, soit parfaitement sain et bien portant, je ne crois pas bon de l'exposer à l'air extérieur, à une époque si rapprochée de la naissance.

» En foi de quoi, etc., etc. »

Voilà pour l'article 6 de la loi du 20 septembre 1792 ; cherchons maintenant l'esprit de l'article 55 du Code civil en vigueur aujourd'hui et conçu en ces termes :

« Les déclarations de naissance seront faites, dans les trois » jours de l'accouchement, à l'officier de l'état civil du lieu ; » l'enfant lui sera présenté. »

Cette rédaction ne me paraît pourtant pas prêter à l'équivoque ; elle comprend deux choses : la déclaration dans un délai fixé à un magistrat désigné et la présentation de l'enfant, mais *présentation* n'est pas *transport*, car si le législateur avait voulu que l'enfant fût transporté, il l'eût dit, comme dans la loi de 1792.

Faite dans un moment de tourmente et d'agitation publiques, alors que l'intérêt de l'État dominait celui de la famille, cette loi voulut, quoi qu'il arrivât et pour couper court aux fraudes ou aux abus, que l'enfant fût porté en un lieu public quelconque et présenté à un magistrat. Mais comme il n'y avait qu'une municipalité, on allait aux bureaux de section ou chez les commissaires de police, qui étaient plus nombreux que ne sont aujourd'hui les mairies. Le transport et la présentation y étaient deux choses obligatoires, les deux actes sont indiqués, pas d'équivoque possible et comme atténuation à cette rigueur, le second paragraphe permettait de réquérir la visite à domicile en cas de danger : dans tous les cas l'officier public délivrait un bulletin avec lequel, *sans l'enfant*, on dressait l'acte à l'Hôtel-de-Ville. — En 1803, au contraire, avec l'apaisement et le calme, sont revenues les préoccupations individuelles, la défense des intérêts particuliers a du poids dans la balance, et le législateur n'exige plus que la présentation pour éviter les fraudes. Il laisse de côté la question de détail et ne s'occupe nullement du transport de l'enfant nouveau-né. De plus le délai de vingt-quatre heures indiqué dans la loi de 1792, se trouve porté à trois jours.

Le Code Napoléon est donc bien évidemment une atténuation des rigueurs de la loi de 1792 ; c'est une franchise nouvelle accordée au citoyen qui entre dans la vie et à qui la société doit protection depuis la première heure de son existence. Si le législateur avait voulu que le transport de l'enfant eût lieu, croit-on qu'avec le texte de la loi de 1792 sous les yeux, la présentation à l'état civil n'eût pas été clairement indiquée et prescrite ; or il n'en est rien, c'est donc que les intéressés ont le droit de choisir le lieu où se fera cette présentation. Si on en voulait la preuve, on la trouverait dans le procès-verbal du Conseil d'État, séance du 12 ventôse an XI, où il est dit ;

« Qu'en se bornant à décider que l'enfant serait présenté
» *sans spécifier le lieu,* on a voulu que la loi laissât à cet égard
» la plus grande latitude. »

En septembre 1845, lors de l'émotion produite par les travaux de Loir, M. Valette, professeur de droit à la Faculté de Paris, disait à propos du lieu de la présentation :

« Le Code laisse, en cette matière, à l'administration la
» liberté complète de son allure. Rien de restrictif dans son
» texte ; point de distinction mal avisée entre le péril immi-
» nent et le péril douteux et éloigné. Ce point pourra donc,

» sans difficulté, être réglé par l'autorité administrative supé-
» rieure, *sans qu'elle ait besoin de recourir au pouvoir législatif.* »

Il est donc bien établi que la présentation au domicile de l'accouchée est parfaitement légale et valable, de plus qu'elle est rationnelle et humaine. Nous pouvons dire aussi que la délégation confiée par l'autorité est parfaitement légale et que l'administration l'a reconnue ainsi. Chaque jour, en effet, les présentations qui ont lieu aux mairies, sont faites à un employé qui a délégation pour dresser les actes et se faire présenter les enfants. Le maire signe en bloc et plusieurs jours après les actes rédigés en son absence.

Cette délégation, sur place, est elle d'une autre nature que celle qui serait faite pour la constatation à domicile, ou de celle qui a modifié dans la pratique l'article 77 ? Évidemment non. L'article 77, en effet, ordonne, en cas de décès, à l'officier public de se transporter au domicile de la personne décédée avant que l'acte ne soit dressé. Ces fonctions étaient pénibles pour Messieurs les employés, et je le comprends, aussi, la constatation du décès par un médecin délégué a-t-elle bien vite remplacé la constatation *personnelle* de l'officier public; en interprétant ainsi la pensée du législateur, on a donné aux populations une garantie de plus contre, un danger, hélas, encore trop fréquent et la loi en a acquis une force nouvelle. Qui a songé à s'en plaindre? Pour l'article 55, au contraire, où le transport de l'enfant n'est pas prescrit, pourquoi créer toutes sortes de difficultés à la délégation ?

» En réalité, dit Me Paillet, il n'y a entre les deux cas qu'une
» seule différence, et l'on peut mettre l'administration au défi
» d'en citer une autre : c'est que, d'une part, le texte formel
» de la loi oblige exclusivement le maire, et qu'il s'agit de
» sauver ses convenances personnelles, tandis que, d'autre
» part, la rédaction plus large de la loi permet d'en rejeter
» les inconvénients sur le public.

» De deux choses, l'une pourtant : ou la réglementation
» adoptée en matière de décès est illégale, et mérite d'être
» supprimée, ou, à plus forte raison, elle doit être adoptée en
» matière de naissance. Car elle trouverait ici une justifica-
» tion plus haute que celle de la commodité administrative,
» c'est-à-dire le salut des innocentes victimes que le régime
» actuel voue à la mort. »

Voilà pour la délégation. Veut-on maintenant une
preuve de l'arbitraire dans la dispense. L'Administration
municipale, si sévère pour tous, ne l'est plus pour sa
sœur, l'Assistance publique. Jamais un enfant né dans un
établissement hospitalier n'est transporté à la mairie. L'in-
terne de garde fait en masse la déclaration de toutes les
naissances de la veille et signe aux registres, d'après les
pièces qui lui sont remises pour des enfants qu'il n'a même
pas vus. Je n'étonnerai personne en disant maintenant que
quand l'enfant est *porté* à la mairie et *présenté* au délégué
du maire, la loi n'est presque jamais exécutée, car soit pour
éviter les cris ou les mauvaises odeurs, soit pour expédier
plus vite les administrés, soit pour complaire aux parents
qui redoutent le froid pour l'enfant, rarement celui-ci
est-il déshabillé, et je suis convaincu qu'une poupée bien
emmaillotée pourrait parfaitement être présentée au lieu
place d'un enfant vivant.

La loi recevrait donc son application sérieuse si l'acte
était dressé à la mairie *sans l'enfant* et si la présentation
effective avait lieu au domicile de l'accouchée. Qu'on
n'arguë pas du plus ou moins de validité des actes, cela
ne soutient pas la discussion. Prétendre que la présence de
l'enfant constitue la validité de l'acte n'est pas un argu-
ment sérieux. A domicile les fraudes seraient bien
mieux évitées, puisque la constatation du sexe et de l'âge
serait exigible, et le mode pratique pourrait être le
même que celui en usage pour les décès. La loi, en effet,
demande : 1° la déclaration à la mairie; 2° la constatation qui

établit l'identité ; 3° enfin la rédaction solennelle de l'acte par devant témoins et d'après les certificats de visite. Rien de plus facile que de procéder de même pour les naissances. La faculté laissée à tous de faire la simple déclaration à la mairie n'infirmerait en rien les prescriptions des art. 56 et 57, et l'*identité,* le but principal de la présentation, serait bien mieux constatée au domicile de l'accouchée. Une seule objection s'élève dans l'intérêt des familles. C'est la question du secret pour les enfants naturels. Aussi, ne demandons-nous pas, comme Mᵉ Paillet, que la présentation à domicile soit obligatoire, mais bien *facultative.* Les familles qui croiront leur secret mieux gardé, quoique nous pensions le contraire, par le transport de l'enfant à la mairie, seront toujours libres d'y avoir recours.

Une dernière question reste à résoudre, et ce n'est pas au point de vue pratique la moins épineuse. Je veux chercher par qui la constatation devra être faite et le certificat délivré. Tout d'abord, nous sommes disposés à dire que cette constatation devrait être confiée à un médecin. Les difficultés, rares, il est vrai, de la détermination du sexe ou de l'âge en cas de fraude, les études spéciales et le dévouement bien connu des médecins les appellent à ces fonctions, mais, malgré nos sympathies, nous sommes obligés de dire que ce choix n'est pas absolument nécessaire. Considérons, en effet, que depuis 1792, les médecins ne procèdent pas à ces constatations dans les mairies, et que les cas de fraude ou d'erreur signalés sont relativement fort rares. Dans les documents que nous avons rapportés plus haut, nous voyons que si, dans certaines villes comme Saint-Omer, Versailles, Boulogne-sur-Seine, la constatation est confiée aux médecins, dans d'autres, comme Lyon, ils en sont complétement exclus. Dans cette dernière ville, le système, œuvre d'un médecin, fonctionne depuis 1847 sans avoir provoqué de plaintes.

De tous les arrêtés ci-dessus rapportés, celui de M. le

maire de Saint-Cloud est sans contredit conçu et exécuté
avec le plus d'esprit pratique. Les trois médecins de la
ville ont été agréés et s'en partagent la circonscription,
chacun dans le ressort de sa clientèle; donc, pas de charges
pour la commune. La visite du maire ou de l'adjoint n'a
lieu que lorsqu'une question de délicatesse professionnelle
arrête le médecin, et alors, au cas où il se présenterait un
problème que l'officier public ne pourrait résoudre, un
médecin serait désigné pour juger le fait. Que n'imite-
on cela à Paris? Un employé quelconque délégué ne pour-
rait-il pas se rendre à domicile et se faire présenter l'enfant : au cas fort rare de doute, on réclamerait une interven-
tion médicale. N'avons-nous pas les médecins inspecteurs
des décès qui viennent, au besoin, faire une deuxième visite
après que le décès est légalement constaté par le vérificateur?

Je tiens à expliquer franchement mon sentiment ; je
sais que souvent la question s'est débattue dans les hautes
régions administratives, et qu'on a reculé toujours devant
la création de nouveaux fonctionnaires; je connais les
charges du corps médical toujours si dévoué, je sais
aussi ce qui a été dit contre les médecins vérificateurs des
décès, et tout en regardant l'incompatibilité énoncée ré-
cemment comme peu sérieuse, tout en souhaitant même
que ces honorables confrères soient désignés pour ces
fonctions et prennent, comme à Saint-Omer, le titre de
médecins de l'état civil, je ne puis m'empêcher de dire
que l'intérêt public doit primer l'intérêt d'une corporation.
Je dis donc que mieux vaudrait la réforme immédiate,
quel que soit le mode suivant lequel elle se ferait, dût même
la constatation à domicile être faite par un fonctionnaire
quelconque, que la prolongation de l'état actuel. Je ne
prendrai pas la peine de discuter la question de budget : l'administration supérieure de la ville de Paris
a des vues trop larges pour se laisser arrêter par de
si mesquines considérations au cas où, ce qui n'est pas

nécessaire, elle ne voudrait s'en rapporter qu'à ses fonctionnaires (1).

En effet, en laissant à tout médecin la responsabilité de
sa clientèle, on n'aurait plus à constater que les naissances
d'enfants nés sans leur assistance ; mais comme presque
tous les accouchements des pauvres sont faits par des sages-
femmes assermentées au bureau de bienfaisance, leur
honorabilité permettrait aussi d'accepter leur certificat.
Resterait donc une classe intermédiaire peu nombreuse,
que les employés de mairie pourraient visiter, à moins
que les familles ne réclamassent l'assistance d'un médecin
du quartier qu'elles honoreraient personnellement de leurs
deniers.

CONCLUSIONS

En présence des dangers que fait courir à l'enfant nouveau-né une sortie prématurée, dangers signalés par les
auteurs les plus autorisés, Toaldo, Villermé, W. Edwards,
Duméril, H. Roger, Blache, Bouchut, etc., etc.

Vu l'article 55 du Code civil, qui ne prescrit pas le
transport de l'enfant à la mairie, et l'avis du conseil d'État
interprétant la loi dans ce sens ; d'après l'opinion des jurisconsultes les plus compétents, Sauzet, Valette, Dalloz,
Paillet, concluant au libre choix du lieu de présentation de
l'enfant ; considérant que les vœux du conseil général de

---

(1) Pendant longtemps M. le docteur Foissac, adjoint au maire
du 1er arrondissement (VIIIe actuel), faisait allouer une légère
indemnité aux familles pauvres pour qu'elles pussent amener leurs
enfants en voiture. Ce procédé serait plus onéreux que l'augmentation des appointements d'un employé.

la Seine et de l'administration supérieure elle-même, sont
pour la cessation d'une coutume nuisible ; considérant
enfin que beaucoup de maires exécutent la loi dans son
intégrité, sans faire porter les enfants à l'état civil, que tous
les citoyens, du reste, ont le droit de faire respecter la loi,
nous pensons qu'il y a lieu de laisser à l'administration le
soin de choisir son moyen de contrôle pour la CONSTATATION
DES NAISSANCES, et qu'il appartient légalement à tout le
monde de résister à une coutume barbare, tout en se con-
formant aux prescriptions de l'article 55 du Code civil.

En conséquence, nous adjurons tous médecins ou sages-
femmes de s'opposer au transport des enfants à la mairie
et de se contenter d'une déclaration pure et simple de la
naissance, nous conseillons, en outre, aux familles qui
n'auraient eu l'assistance d'aucun médecin ou sage-femme,
tout en exécutant l'article 55 du Code civil, de s'abstenir
d'envoyer leurs enfants à la mairie, leur affirmant qu'elles
agiront ainsi selon leur droit, le vœu et l'esprit de la loi,
d'accord en cela avec la raison et l'humanité.

En terminant, nous devons signaler un fait qui vient
de se passer au moment où on allait mettre sous presse :

Le 30 mars, à onze heures du matin, nous nous sommes
présentés, avec deux témoins, à la mairie du huitième arrondissement pour y faire la déclaration d'un enfant né
dans notre clientèle. En l'absence de l'enfant, il nous fut
demandé une attestation de *maladie*. Nous fîmes un certificat constatant, malgré la bonne santé de l'enfant, l'inconvénient du transport. Notre certificat était accepté en
principe lorsque l'employé, apprenant qu'il s'agissait d'un
enfant naturel, déclara « qu'il voulait voir l'enfant, qu'il le

» devait, et que, ce qui pouvait être acceptable pour un
» enfant légitime, ne l'était plus pour un enfant naturel. »
Cette étrange théorie, dont nous ne saisissons pas la portée,
surprendra tout le monde par sa bizarrerie, comme elle nous
a surpris nous-mêmes. En présence de notre refus formel
d'amener l'enfant et de notre désir fermement exprimé
que la constatation eût lieu à domicile, le chef de bureau
consulté s'empressa d'envoyer un médecin pour constater
l'état de santé de l'enfant.

M. le docteur R..., médecin de l'état civil, se rendit
dans la journée auprès de l'enfant qu'il examina et remit
à la famille un certificat avec lequel, le lendemain, nous
fîmes dresser l'acte de naissance. Ce certificat est ainsi
conçu :

« Nous, soussigné, etc..... sur une réquisition du maire,
déclarons nous être transporté rue..., n°..., et y avoir vu un
enfant du sexe masculin, né cejourd'hui à huit heures et
demie du matin, et qu'il ne serait pas sans inconvénient
pour sa santé de l'amener à la mairie pour la déclaration
de naissance. En foi de quoi, etc.

« Paris, 30 mars 1868, deux heures après midi.

« *Signé* : Docteur R***. »

Comme on le voit, notre confrère, partageant notre manière de voir, a constaté l'identité ; mais n'a pas donné un
certificat de maladie qui eût été aussi faux qu'inutile. Cet
exemple ne sera pas perdu, espérons-le.